图说新冠疫苗

U0381093

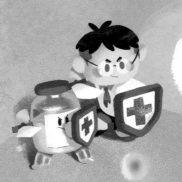

广东省疾病预防控制中心 编著　奥易文化 绘
广东省公共卫生研究院

SPM
南方传媒　广东人民出版社　华南理工大学出版社
　　　　　　　　　　　　　　SOUTH CHINA UNIVERSITY OF TECHNOLOGY PRESS

·广州·

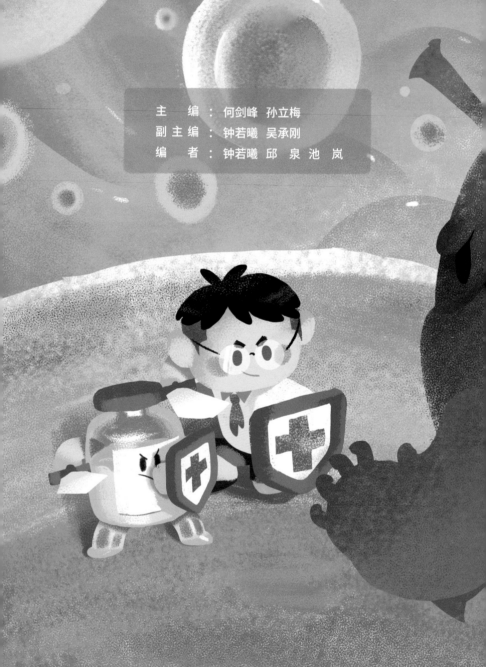

主　　编：何剑峰 孙立梅
副主编：钟若曦 吴承刚
编　者：钟若曦 邱 泉 池 岚

目 录

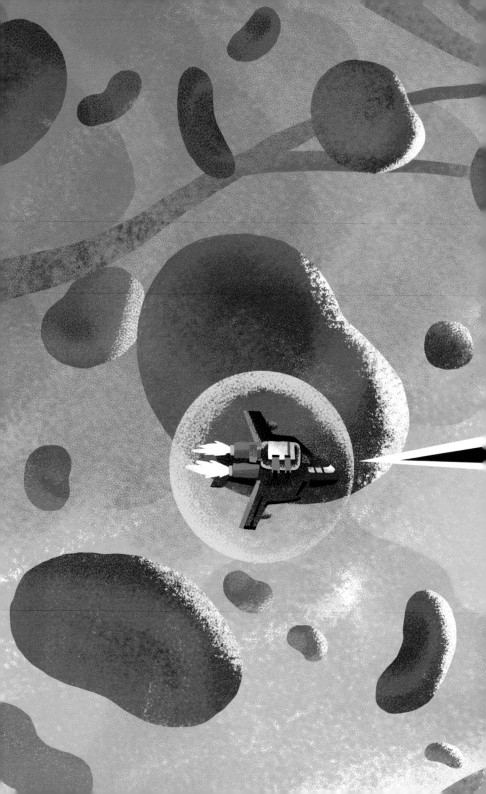

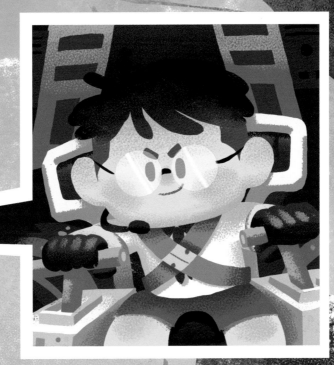

我可以知道哪些信息？

第一章 新冠病毒可怕吗？

听说现在大家都怕我们新冠病毒。

我们明明长得跟朵花一样，这么可爱，哪里可怕了？

你哪一点可爱?你到底是何方"神圣"？

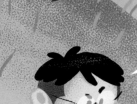

1. 什么是新冠病毒？

新冠病毒是冠状病毒的一种，它的周围有像花冠一样的凸起结构，大名鼎鼎的**非典型肺炎（SARS）病毒**和**中东呼吸综合征（MERS）病毒**也是冠状病毒，它们拥有相似的结构。

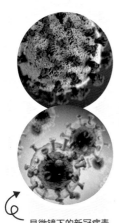

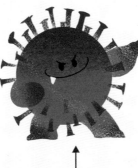

非典型肺炎（SARS）病毒

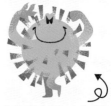

显微镜下的新冠病毒

新冠病毒"SARS-CoV-2"

中东呼吸综合征（MERS）病毒

 # 2. 新冠病毒怕什么？

新冠病毒对紫外线和热敏感，50℃30 分钟、乙醚、75% 乙醇、含氯消毒剂、过氧乙酸和氯仿等脂溶剂均可有效灭活病毒。

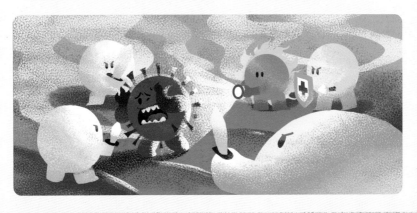

3. 感染新冠病毒会怎么样?

新冠病毒可引起新冠肺炎。

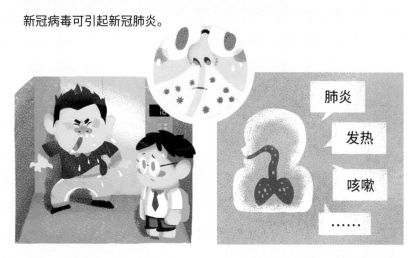

新冠病毒主要经呼吸道飞沫和密切接触传播,在相对封闭的环境中经气溶胶传播,接触被病毒污染的物品后也可造成感染。

新冠病毒人群普遍易感,一般来说潜伏期为 1—14 天,多为 3—7 天。在潜伏期即有传染性,发病后 5 天内传染性最强。

(参考资料:《新型冠状病毒肺炎诊疗方案(试行第九版)》)

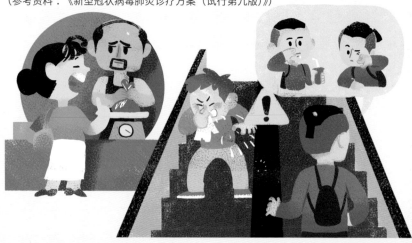

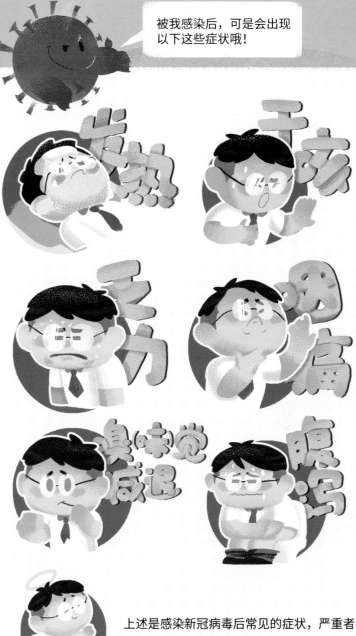

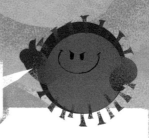

对了，我还有另一个大家害怕的"技能"——易变异！

新冠病毒作为单链 RNA 病毒，好比"孤独的一半"，通过不断感染别人完成自己"寻找另一半"的目标。

在不断感染的过程中，它有各种机会遇到不同的"另一半"，这样就增加了它变异的可能性。这不，在被人类发现的不到两年时间里，新冠病毒已经在世界各地"变"出了好几款同伴。

你们瞧，阿尔法、德尔塔、奥密克戎等都是我的"变装"！

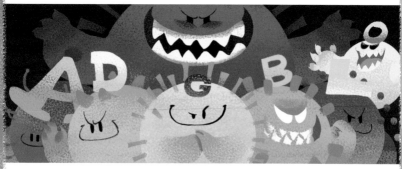

Alpha 变异株、Beta 变异株、Gamma 变异株、Delta 变异株、Lambda 变异株、Omicron 变异株……

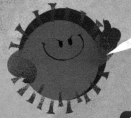

比较有名的莫过于 Delta（德尔塔）变异株，大家都认识了吧？

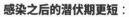

Delta（德尔塔）变异株

Delta（德尔塔）变异株特点

传播力比其他变异株要更强、更快：
如果感染，在不注意的情况下可以感染更多的人。

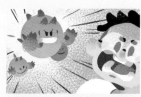

感染之后的潜伏期更短：
流行病学研究表明，德尔塔变异株在 10 天之内就可以传播 5—6 代病例。

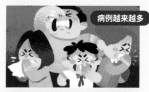

病例越来越多

病毒载量高、转阴慢：
感染后体内的病毒载量比其他变异株更高，这样可能会延长你的治疗时间。

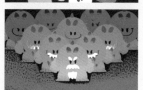

在 Delta 之后，又出现了 Omicron（奥密克戎）变异株。目前拥有 4 个基因型。其中 BA.1 传播速度比 Delta 增加约 70%，BA.2 比 BA.1 传播速度高 60% 多。
感染的轻症患者可表现为低热、轻微乏力、嗅觉及味觉障碍等，无肺炎表现，少数患者在感染后可无明显临床症状。

看到这里，是不是觉得新冠病毒真的非常狡猾？
别担心，还是有一些有效的手段能对付它们的！

第二章 新冠病毒的"克星"们

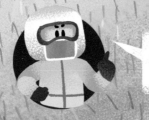

不论新冠病毒如何变异，它始终是冠状病毒，这些手段还是可以有效保护每个人的健康！

① 清水与肥皂 / 洗手液

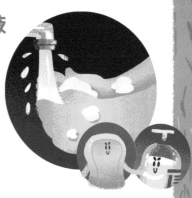

勤洗手可以有效预防新冠病毒感染。看看它们是怎么破坏新冠病毒的：

新冠病毒有一个包膜（磷脂层及糖蛋白等结构），这个包膜源自宿主（也就是你我每个人）的细胞膜，相当于一个伪装，可以"骗"过人体免疫系统。

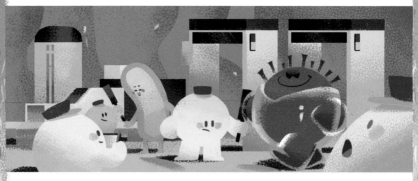

但是包膜也有致命弱点,包膜的磷脂层非常惧怕一个"撕膜小能手"——一种叫"硬脂酸钠"的物质,它可以破坏病毒的磷脂层结构。清洁剂和水搓出来的泡泡里面,就会产生很多这种能"撕膜"的小伙伴,它们碰到病毒直接上前把磷脂层"撕"破,包膜被破坏的病毒等同于被宣布死亡,也丧失感染人的能力。不过,"撕膜小能手"的破坏需要一定的时间,一般洗手 20 秒就能提供充足时间让它们破坏病毒。

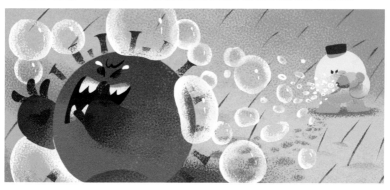

所以洗手可以说是预防疾病最简单的方法,关键是要洗得正确。

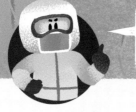

① 掌心对掌心,
相互揉搓

② 掌心对手背,
两手交叉揉搓

③ 掌心对掌心,
十指交叉揉搓

④ 十指弯曲紧扣,
转动揉搓

⑤ 拇指握在掌心,
转动揉搓

⑥ 指尖在掌心
揉搓

⑦ 清洁手腕

七步洗手法

② 口罩

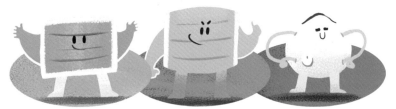

一次性医用口罩　　　　一次性医用外科口罩　　　　N95 口罩

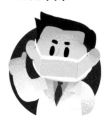

现在我们知道，新冠病毒可以通过**飞沫传播**和**密切接触传播**，戴口罩可以有效阻止飞沫。所以，千万别小看打喷嚏哦！

感染新冠病毒的患者打喷嚏或咳嗽时通过飞沫将病毒带出体内，这些携带病毒的飞沫会在空中飘浮一段时间，颗粒直径大的飞沫会沉降到物体表面。健康人如果吸入带病毒的飞沫，或接触到被污染的物体表面，再用脏手触摸眼口鼻等黏膜部位就有可能被感染。

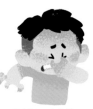

感染新冠病毒的
患者打喷嚏或咳嗽

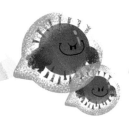

新冠病毒随着飞沫飞出

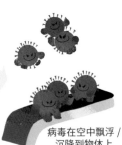

病毒在空中飘浮 /
沉降到物体上

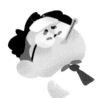

感染

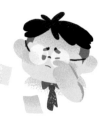

健康人群吸入 / 手部接触后触摸眼口鼻等黏膜部位

**戴口罩可以阻挡飞沫，也可以预防吸入患者的飞沫。
不过口罩要选对哦！**

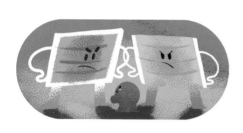

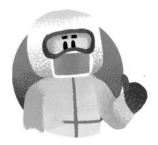

要有效预防新冠病毒，要选用一次性医用口罩或一次性医用外科口罩。

N95 及以上级别防护口罩是给专业人士（如医疗机构医务人员）使用，他们暴露在病毒的风险会高出许多，普通市民在日常生活中没必要佩戴。

当然，戴口罩也要正确，才能起到防病作用。

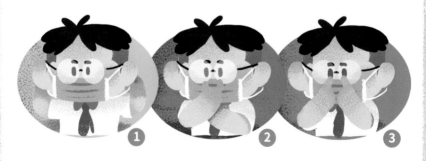

1. 戴口罩前洗净双手。拆开包装后将口罩左右对折，然后上下拉伸。

* 注意：有金属条的一端朝上，颜色较浅的一面朝内。

2. 戴上后用手指按压金属条，让其贴合鼻梁。

3. 用手往脸部两边挤压，让口罩尽可能贴合脸部。

3 注意咳嗽礼仪和社交距离

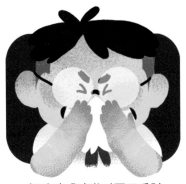

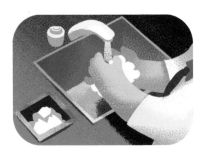

打喷嚏或咳嗽时要用手肘
或纸巾捂住口鼻，防止飞沫喷出。

用过的纸巾要及时丢弃，
过后要及时洗手。

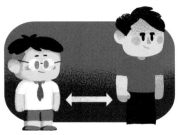

外出时，要注意与他人保持1米以上的安全距离，
减少扎堆聚集。

4 勤通风

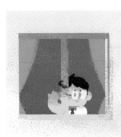

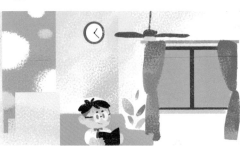

居家每天开窗通风，可以有效预防新冠肺炎。
通风建议每次半小时以上，一天2—3次。

5 保持居家卫生

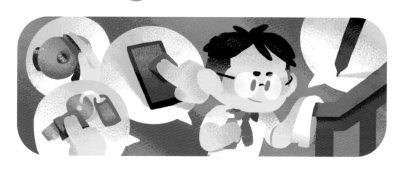

　　家里要保持干净卫生，对于经常触摸的物品，
如门把手、扶手、手机、电话、钥匙串等可以用 75% 酒精棉片进行擦拭消毒。

6 公勺公筷

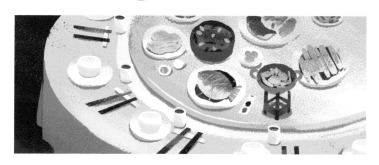

　　聚餐时建议使用公勺公筷，减少相互夹菜，
可以有效预防交叉感染，文明、干净又卫生。

**以上都是良好的生活习惯，每个人都要坚持哦！
下面，还有一个新冠病毒的"强大对手"要介绍给大家——新冠病毒疫苗！**

第三章 超级武器，上线！

新冠病毒如此狡猾，是时候请出我们的超级武器了——

我们是**新冠病毒疫苗**，新冠病毒的超级对手，我们能帮助大家更好地与新冠病毒"战斗"！

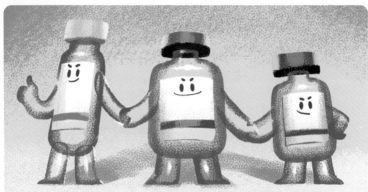

* 目前我国新冠病毒疫苗队伍分别有腺病毒载体疫苗、灭活疫苗、重组亚单位疫苗。

接种新冠病毒疫苗是防控新冠肺炎疫情最有效的手段，接种疫苗可降低感染后发展为重症和死亡的风险。

哼，疫苗能拿我怎么样？

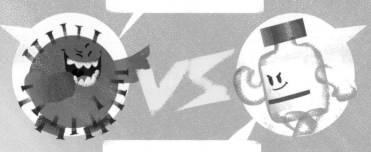

是时候展示我们的厉害了。

简单来说，新冠病毒疫苗的作用是：增加抵御新冠病毒的**"防弹衣"**效果（但效果无法达到 100%），即使不小心被"打中"，也可以大大降低"红血"和"死亡"的几率，可能表现出来的是轻症，治疗几天就好了。

目前我国批准上市的疫苗主要有三个种类：

腺病毒载体疫苗	灭活疫苗	重组亚单位疫苗

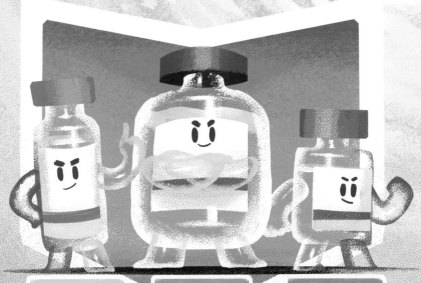

腺病毒载体疫苗　　　灭活疫苗　　　重组亚单位疫苗

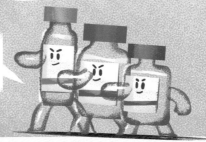

虽然我们仨都是新冠病毒疫苗，但我们的出生方式可完全不一样！

生产技术路线不同，刺激人体免疫的作用也不一样。

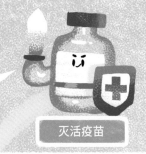

我是灭活疫苗，是失去繁殖能力的失活病毒。

灭活疫苗

灭活疫苗是使用非洲绿猴肾（Vero）细胞进行病毒培养扩增，经β丙内酯灭活病毒，保留抗原成分以诱导机体产生免疫应答，并加用氢氧化铝佐剂以提高免疫原性。

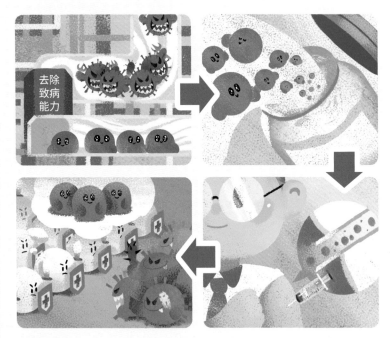

去除致病能力

简单来说——

通过生物化学等手段，将病毒或微生物的致病能力"杀死"，让其失去在人体内的繁殖能力，但由于保留了它们的"外表特征"，仍可以有效刺激机体的免疫反应。待活的病毒或微生物进入人体，免疫系统可以"认出"它们，并派出抗体"追杀"它们。

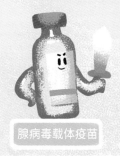

我是腺病毒载体疫苗，是经过"改造"而成的疫苗。

腺病毒载体疫苗是将新冠病毒的刺突糖蛋白（S 蛋白）基因重组到复制缺陷型的人 5 型腺病毒基因内，基因重组腺病毒在体内表达新冠病毒 S 蛋白抗原，诱导机体产生免疫应答。

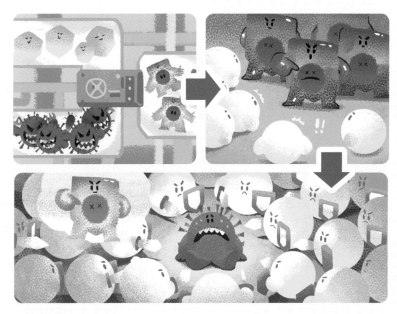

简单来说——
腺病毒载体疫苗是把新冠病毒 S 蛋白的基因构建到腺病毒基因组。外壳仍然是腺病毒的正常外壳蛋白，但里面的基因却含有编码新冠病毒 S 蛋白的基因。

因此，腺病毒侵染宿主细胞的时候，把编码新冠病毒 S 蛋白的基因都释放到宿主细胞，在细胞质中合成 S 蛋白，由 S 蛋白激发一系列的免疫反应。

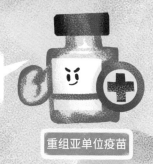

我是重组亚单位疫苗，是没有活病毒参与的疫苗。

重组亚单位疫苗

重组亚单位疫苗是将新冠病毒 S 蛋白受体结合区（RBD）基因重组到中国仓鼠卵巢（CHO）细胞基因内，在体外表达形成 RBD 二聚体，并加用氢氧化铝等佐剂以提高免疫原性。

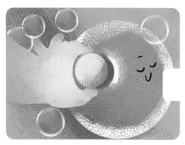
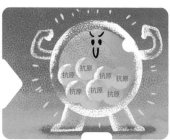
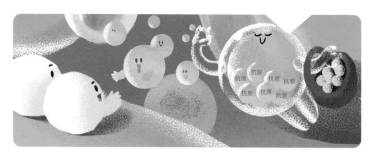

简单来说——

重组亚单位疫苗将最有效的抗原成分通过基因工程的方法，在体外细胞中表达。体外细胞是工程细胞株在生物制品中常用到的细胞，类似于用工业发酵的方式，最后制成疫苗。它的特点是整个生产过程是蛋白表达和纯化的过程，没有活病毒参与。

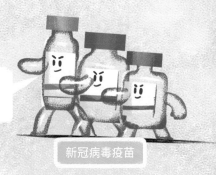

英雄不问出处，虽然我们三兄弟大不同，但都是好苗苗！

新冠病毒疫苗

三种疫苗均经过国家批准，都是安全、有效的。

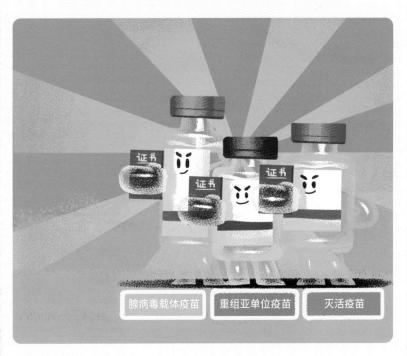

腺病毒载体疫苗　　重组亚单位疫苗　　灭活疫苗

考虑到防疫需要，只要是出于防病的目的，对于非接种禁忌、符合条件的人来说，三种疫苗都可以根据实际情况选择！

第三章 超级武器，上线！

目前我的使用范围更广一点，除了成年人可以接种，我还可以在儿童和青少年中紧急使用。

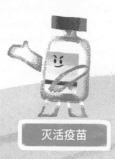

灭活疫苗

目前我国新冠病毒疫苗供 18 岁及以上人群使用，国家有关部门已批准部分新冠病毒疫苗开展 3—17 岁人群接种。

虽然灭活疫苗哥哥比我更早被大家认识，不过我为大家提供的保护作用是一样的，都是能降低感染后重症和死亡的风险。

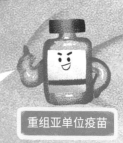

重组亚单位疫苗

特殊人群	接种建议
慢性病人群	健康状况稳定、药物控制良好的前提下，建议接种
备孕	不必仅因接种新冠病毒疫苗而延迟怀孕计划
既往新冠肺炎患者或病毒感染者	充分告知的基础上，可在 6 个月后接种 1 剂次

【注意】具体可咨询接种门诊医生以便更好评估。

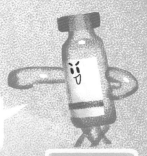

相对两位大哥，我一拳
就能来个暴击。

腺病毒载体疫苗

三种疫苗接种程序不同，**腺病毒载体疫苗**只需要接种 1 剂次，
新冠病毒灭活疫苗接种 2 剂次，**重组新冠病毒疫苗（CHO 细胞）**
要接种 3 剂次。

重组新冠病毒疫苗（5 型腺病毒载体）
全程接种 1 剂次。

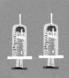
新冠病毒灭活疫苗（Vero 细胞）
建议 56 天（8 周）内完成全程 2 剂次接种。

重组新冠病毒疫苗（CHO 细胞）
建议 6 个月内完成全程 3 剂次接种。

国内外研究发现，接种新冠病毒疫苗后，受种者的中和抗体水平会随着时间的推移有所下降，也就是说，保护效果会有所减弱。因此，有必要接种加强针！

腺病毒载体疫苗

灭活疫苗

加强针的效果

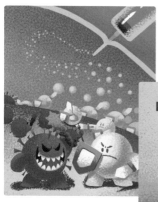

同样用接种后 14 天的中和抗体水平来做比较，接种加强针后，能提高抗体水平数倍，从而增强保护效果。

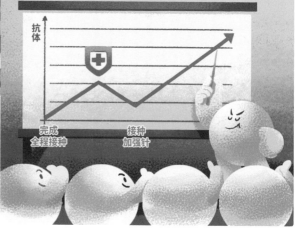

抗体

完成全程接种

接种加强针

加强针的接种条件

- 完成 2 剂次灭活疫苗或
  1 剂次腺病毒载体疫苗接种满 6 个月
- 没有新冠病毒疫苗接种禁忌
- 符合年龄条件

 提醒

国内新冠病毒疫苗加强针接种目标人群将按国家部署推动，首先开放 18 岁及以上人群接种，实际安排建议大家留意当地政府有关发布。

根据目前国内外研究，现有新冠病毒疫苗对变异株仍有效，完成全程接种和加强免疫可有效降低变异株引起的重症和死亡的风险。

大家可以密切留意官方信息哦！

欢迎扫描本书二维码，关注"广东疾控"官微，有海量的新冠病毒疫苗科普信息哦！

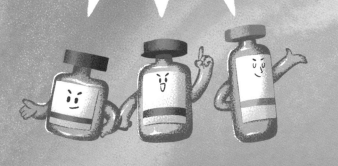

第四章 接种疫苗，请注意

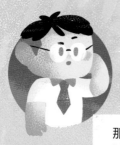

那接种疫苗前要注意什么呢？

那就要看看有没有以下情况啦！

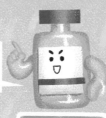

新冠病毒疫苗

1 对疫苗的活性成分、任何一种非活性成分、生产工艺中使用的物质过敏者，或以前接种同类疫苗时出现过敏者。

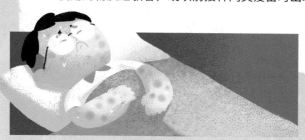

2 既往发生过疫苗接种严重过敏反应者。如急性过敏反应、血管神经性水肿、呼吸困难等。

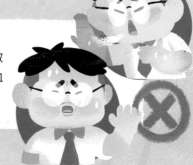

3

患有未控制的癫痫或其他严重神经系统疾病者。如横贯性脊髓炎、格林 - 巴利综合征、脱髓鞘疾病等。

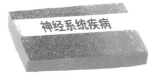

4

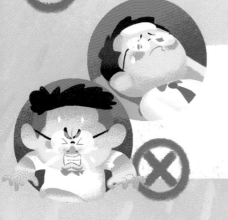

正在发热者；患急性疾病、慢性疾病的急性发作期，或患未控制的严重慢性病者。

5

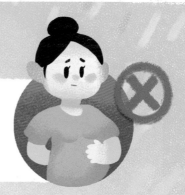

妊娠期。

以上这些情况都是不能接种新冠病毒疫苗的。

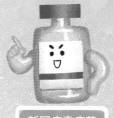

新冠病毒疫苗

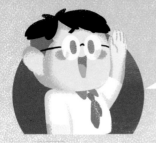

身体准备就绪！出发打疫苗咯！

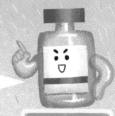

等等！去接种门诊时，要做好下面这几件事！

新冠病毒疫苗

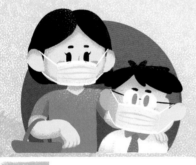

1 学生接种疫苗，要由学校工作人员或家长（监护人）陪同前往。

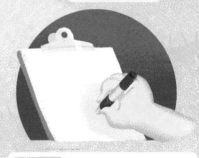

2 接种时需要提供监护人签字的知情同意书。

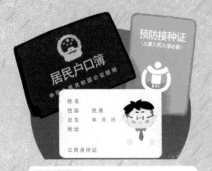

3 带上身份证件。

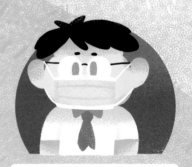

4 戴好口罩。

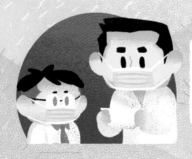

5 配合门诊叔叔阿姨有关信息查验。

6 接种时要如实告知医生目前你有没有什么不舒服，曾经有过哪些疾病、用药等情况。有了这些信息，接种门诊的医生才能更好地判断你是不是能接种新冠病毒疫苗。

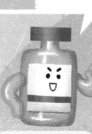

新冠病毒疫苗

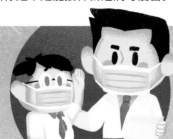

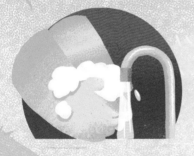

7 其间要注意保持手卫生，减少触摸公共物品。

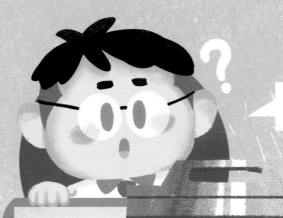

打完疫苗咯，为什么还要留在这 30 分钟？

接种后极少数人可能会出现急性过敏反应等情况，通常是在 30 分钟之内发生，所以接种完毕后必须在接种点留观 30 分钟，没有异常才可以离开。

30分钟

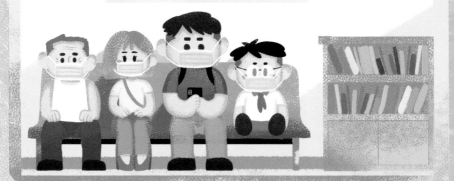

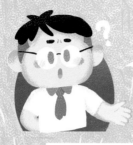

那出现不适怎么办？

有一些不适是正常的。

新冠病毒疫苗

接种新冠病毒疫苗后，可能会出现接种部位红肿、疼痛、硬结、局部瘙痒等，也有发热、乏力、恶心、头疼、肌肉酸痛等临床表现，一般比较轻微，可不用特殊处理，2—3 天内会自动消失。

红肿　**发热**　**头疼**

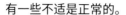

（部分临床表现）

但是如果持续不舒服，就要告诉父母，尽快上医院就医。

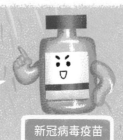

新冠病毒疫苗

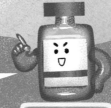

接种疫苗后，可不能忘了
"防疫四件套"哦！

新冠病毒疫苗

我们要明白，任何疫苗的保护效果都无法达到 100%，接种疫苗相当于为个人防病增加了一个"护盾"，并不能代替日常防病措施。所以，接种完之后还要继续坚持: 勤洗手、戴口罩、一米线、勤通风的"防疫四件套"。

勤洗手

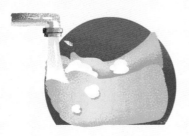

戴口罩

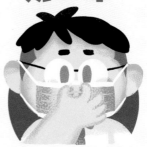

一米线

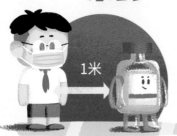

1米

勤通风

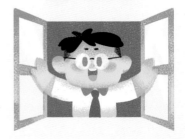

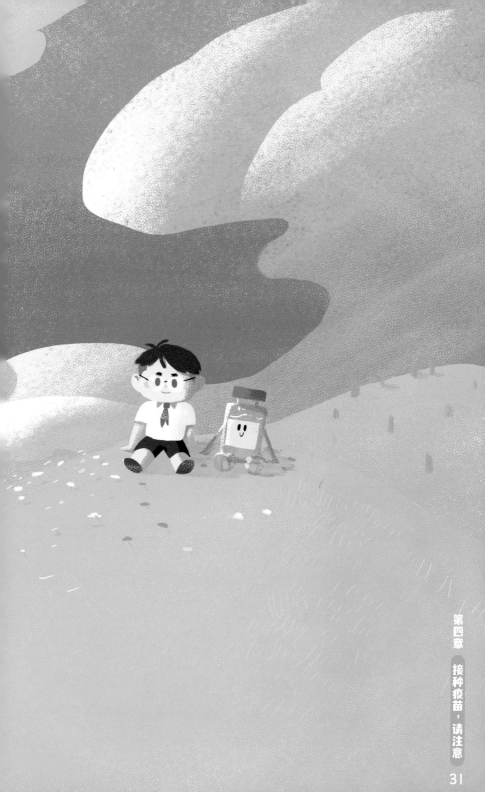

图书在版编目（CIP）数据

图说新冠疫苗 / 广东省疾病预防控制中心，广东省公共卫生研究院编著；奥易文化绘 . —广州：广东人民出版社：华南理工大学出版社，2022.5
ISBN 978-7-218-15728-3

Ⅰ.①图 … Ⅱ.①广 …②广 …③奥 … Ⅲ.①新型冠状病毒肺炎－疫苗－预防接种－图解 Ⅳ.①R186-64

中国版本图书馆 CIP 数据核字 (2022) 第 054812 号

TUSHUO XINGUAN YIMIAO
图说新冠疫苗

广东省疾病预防控制中心 广东省公共卫生研究院　编著
奥易文化　绘

出 版 人：肖风华

出版统筹：曾玉寒
责任编辑：廖智聪
装帧设计：奥易文化
责任技编：吴彦斌 周星奎

出版发行：广东人民出版社
地　　址：广州市越秀区大沙头四马路 10 号（邮政编码：510102）
电　　话：(020) 85716809（总编室）
传　　真：(020) 85716872
网　　址：http://www.gdpph.com
印　　刷：佛山市迎高彩印有限公司
开　　本：890mm×1240mm 1/32
印　　张：1.125　字　数：10 千
版　　次：2022 年 5 月第 1 版
印　　次：2022 年 5 月第 1 次印刷
定　　价：20.00 元

如发现印装质量问题，影响阅读，请与出版社（020-85716849）联系调换。
售书热线：020-87716172